AF231764

RECHERCHES

PHYSIOLOGIQUES ET CLINIQUES

SUR LE

LIQUIDE CÉPHALO-RACHIDIEN

OU

CÉRÉBRO-SPINAL,

PAR F. MAGENDIE,

MEMBRE DE L'INSTITUT ET DE L'ACADÉMIE ROYALE DE MÉDECINE, PROFESSEUR DE MÉDECINE AU COLLÉGE DE FRANCE, MÉDECIN DE L'HOTEL-DIEU,
MEMBRE DES ACADÉMIES DES SCIENCES DE TURIN, DE STOKHOLM, DE LA SOCIÉTÉ MÉDICO-CHIRURGICALE ET ZOOLOGIQUE DE LONDRES, ETC.

Explication des Planches.

ÉDITÉ PAR MÉQUIGNON-MARVIS PÈRE.

PARIS,

LIBRAIRIE MÉDICALE DE MÉQUIGNON-MARVIS FILS,

3, RUE DE L'ÉCOLE DE MÉDECINE.

1842.

EXPLICATION

DES PLANCHES.

— ⋅ — ▬▬▬

PLANCHE I.

Fig. 1. — Vue générale de la cavité céphalo-rachidienne.

Fig. 2. — Système veineux céphalo-rachidien.

(*a*) *Plexus veineux longitudinaux antérieurs.* Ces veines ne sont point, comme celles de la dure-mère crânienne, contenues dans une gaine fibreuse; cette disposition anatomique leur permettant de se dilater et de se resserrer alternativement, détermine, ainsi que nous l'avons démontré, les mouvements de flux et de reflux du liquide céphalo-rachidien. Les plexus veineux antérieurs forment, en se réunissant avec les postérieurs, un réseau inextricable autour de la moelle, réseau qui peut rétrécir ou agrandir la cavité rachidienne suivant l'état de vacuité ou de turgescence des veines.

(*b*) *Veines propres du corps des vertèbres.* Leur calibre est généralement en rapport avec le volume de la vertèbre. Ainsi, peu prononcées à la région cervicale, ces veines deviennent plus grosses à la région dorsale, et sont à leur maximum de développement à la région lombaire.

(*c*) *Terminaison du sinus latéral au trou déchiré postérieur,* vers son embouchure dans le golfe de la veine jugulaire interne.

(*d*) *Sinus longitudinal supérieur* augmentant de calibre d'avant en arrière, à mesure qu'il reçoit, dans le même sens, les veines cérébrales internes et externes, ainsi que plusieurs rameaux veineux provenant de la dure-mère et des os du crâne.

(*e*) *Sinus droit* recevant la veine longitudinale inférieure, les deux grandes veines ventriculaires (*veines de Galien*), les veines cérébrales inférieures et moyennes, et les veines cérébelleuses supérieure et moyenne.

(*f*) *Veine longitudinale inférieure* ou *sinus longitudinal inférieur* contenu dans l'épaisseur du bord libre de la faux du cerveau, et venant se jeter dans l'extrémité antérieure du sinus droit.

(*g*) *Faisceau des veines de Galien* au moment où elles s'abouchent dans le sinus droit.

(*h*) *Faux du cerveau.*

PLANCHE II.

Fig. 1. — Vue latérale du système cérébro-spinal. Après avoir enlevé l'enveloppe osseuse du crâne et du rachis, on a divisé la dure-mère céphalique et rachidienne qui se trouve renversée et fixée par des épingles. On voit alors à nu le feuillet viscéral de l'arachnoïde soulevé par le liquide céphalo-rachidien situé au-dessous de lui, dans la cavité sous-arachnoïdienne. La transparence du liquide et celle de la membrane permettent d'apercevoir le cerveau et la moelle, ainsi que les origines des nerfs.

(*a*) *Feuillet viscéral de l'arachnoïde crânienne,* au-dessous duquel apparaissent en transparence les vaisseaux de la pie-mère et les circonvolutions cérébrales.

(*b*) *Partie latérale et supérieure du lobe cérébral,* où l'on a enlevé le feuillet viscéral arachnoïdien, ce qui permet de voir la pie-mère à nu dans ce point.

(*c*) *Dure-mère crânienne* déjetée en bas, ainsi que le feuillet arachnoïdien pariétal qui lui est adhérent.

(*d*) *Glande pituitaire.*

(*e*) *Feuillet viscéral de l'arachnoïde rachidienne* soulevé par le liquide céphalo-rachidien placé au-dessous de lui.

(*f*) *Feuillet arachnoïdien étendu entre les pédoncules cérébraux et la protubérance annulaire,* et recouvrant, comme on le voit dans la figure 2, un des confluents principaux du liquide céphalo-rachidien.

(*g*) *Dure-mère rachidienne* ouverte et renversée, ainsi que le feuillet arachnoïdien pariétal qui lui est adhérent.

Fig. 2. — Cette coupe médiane du système cérébro-spinal a pour objet de démontrer *la cavité sous-arachnoïdienne et sa communication avec les cavités du cerveau.*

(*a*) *Confluent antérieur du liquide céphalo-rachidien.* Il se trouve placé à la base du cerveau, entre la surface basilaire de l'occipital et la protubérance annulaire, à l'union de celle-ci avec les pédoncules du cerveau. Ce confluent est le réservoir central de tous les espaces sous-arachnoïdiens de la base du cerveau, avec lesquels il communique : il se prolonge en avant, entre les lobes antérieurs du cerveau, et vient baigner le kiasma des nerfs optiques, les tubercules mamillaires, l'infundibulum et le tronc des artères cérébrales antérieures; il s'étend sur les côtés, le long de la scissure antérieure; en arrière, autour des pédoncules du cerveau, et par cette dernière voie il communique avec le confluent postérieur.

Le liquide contenu dans le confluent antérieur maintient un écartement entre la protubérance et le feuillet viscéral arachnoïdien, où se trouve le tronc de l'artère basilaire, qui, environnée par le liquide, est placée ainsi à l'abri de pressions qui troubleraient la circulation cérébrale.

(*b*) *Confluent postérieur du liquide céphalo-rachidien.* Plus considérable que le confluent antérieur, il a une forme à peu près losangique, et se trouve situé à la face postérieure du bulbe rachidien, au niveau du *calamus scriptorius,* là précisément où finit le cervelet et où commence la moelle. La grande quantité de liquide accumulé dans ce point permet au bulbe rachidien de se déplacer, et protège ainsi cette partie si importante à la vie contre la compression dans les chocs extérieurs et dans les mouvements de la tête sur la colonne, qui se passent principalement dans cette région. Le *confluent postérieur* est surtout remarquable en ce qu'il fait communiquer directement le liquide sous-arachnoïdien du rachis avec celui des ventricules ou cavités du cerveau. Cette communication a lieu au moyen d'une ouverture (*b*) limitée en avant par la base du calamus; en arrière, par le vernis inférieur, et latéralement par le côté interne des lobules du bulbe rachidien. Cet orifice doit être considéré comme *l'entrée des cavités du cerveau;* en effet, par là on arrive dans le quatrième ventricule (*c*), qui, comme on le sait, communique avec le troisième et les deux latéraux au moyen de l'aqueduc de Sylvius (*d*). Par sa partie inférieure le confluent postérieur se continue avec la couche postérieure du liquide rachidien.

(*e*) *Confluent supérieur du liquide céphalo-rachidien.* Moins considérable que les deux autres, il est placé au niveau du bord postérieur du corps calleux, en arrière de la glande pinéale (*f*) et au-dessus des tubercules quadrijumeaux. Il communique en avant avec le *confluent antérieur,* en contournant le pédoncule cérébral; et en arrière, avec le confluent postérieur par la scissure qui sépare les deux lobes cérébelleux du vermis supérieur. Les parties baignées par le liquide du *confluent supérieur* sont la glande pinéale, les tubercules quadrijumeaux, le vermis supérieur et les veines de Galien, au moment où leur tronc s'abouche dans le sinus droit de la dure-mère.

(*g*) *Dure-mère crânienne et rachidienne* renversée et fixée avec des épingles.

(*h*) *Couche antérieure du liquide sous-arachnoïdien spinal* communiquant par sa partie supérieure avec le *confluent antérieur* (*a*). Cette couche, beaucoup moins considérable que la postérieure, présente une plus grande épaisseur à la région cervicale et à la région lombaire.

(*i*) *Feuillet viscéral de l'arachnoïde rachidienne* divisé et renversé en arrière.

(*k*) *Couche postérieure du liquide rachidien* communiquant par sa partie supérieure avec le *confluent postérieur* (*b*). Cette couche présente une plus grande épaisseur, 1° à la région cervicale (*k'*), qui offre une plus grande mobilité; 2° à la réunion des régions dorsale et lombaire (*k''*), siège principal des mouvements inférieurs de la colonne vertébrale.

(*l*) *Faisceau des nerfs rachidiens* plongés au milieu du liquide céphalo-rachidien, qui les *maintient isolés.*

PLANCHE III.

Fig. 1. — Coupe verticale du cerveau et du crâne, au niveau de la suture fronto-pariétale.

(*a*) *Faux du cerveau* séparée de chaque côté des lobes cérébraux par une couche de liquide interposée. On aperçoit, en suivant au-dessus, la scissure médiane du cerveau, les branches divisées des artères cérébrales antérieures.

(*b*) *Couche de liquide sous-arachnoïdien* s'interposant entre les circonvolutions cérébrales et maintenant un écartement entre les hémisphères du cerveau et l'arachnoïde.

FIG. 2. — COUPE VERTICALE DU CRANE ET DU CERVEAU AU NIVEAU DE LA RÉGION PARIÉTALE.

(*a*) *Faux du cerveau baignée par le liquide* qui la sépare latéralement de la face interne des lobes cérébraux. Cette couche de liquide se continue avec la couche sous-arachnoïdienne qui entoure la face convexe des hémisphères en s'insinuant entre les circonvolutions qu'elle maintient séparées.

(*b*) *Cavité du ventricule latéral remplie de liquide.*

(*c*) *Cavité du troisième ventricule remplie de liquide.*

(*d*) *Couche de liquide interposée* à la scissure de Sylvius et baignant les vaisseaux nombreux qui s'y rencontrent.

(*e*) *Sinus longitudinal supérieur.*

FIG. 3. — COUPE VERTICALE DU CRANE ET DU CERVEAU AU NIVEAU DE LA RÉGION OCCIPITO-MASTOÏDIENNE.

(*a*) *Extrémité postérieure du ventricule latéral* ouverte et présentant en premier plan le plexus choroïde.

(*b*) *Confluent supérieur du liquide céphalo-rachidien.*

(*c*) *Couche de liquide baignant le contour des lobes cérébraux et s'interposant entre les circonvolutions.*

(*d*) *Confluent postérieur au liquide céphalo-rachidien.*

(*e*) *Feuillet arachnoïdien limitant en arrière le confluent postérieur, détaché et renversé en bas.*

(*f*) *Portion de la dure-mère* qui a été déjetée en bas pour permettre de voir le confluent postérieur.

(*g*) *Sinus longitudinal supérieur.*

(*g'*) *Sinus droit.*

(*g''*) *Sinus latéral.*

FIG. 4. — COUPE DE LA COLONNE VERTÉBRALE ET DE LA MOELLE AU NIVEAU DE L'ARTICULATION ALTOÏDO-OCCIPITALE.

(*a*) *Couche antérieure du liquide céphalo-rachidien.*

(*b*) *Couche postérieure du liquide céphalo-rachidien.*

(*c*) *Ligament dentelé servant de limite entre la couche antérieure et la couche postérieure du liquide céphalo-rachidien.*

(*d*) *Coupe des racines postérieures des nerfs cervicaux.*

FIG. 5. — COUPE DU RACHIS ET DE LA MOELLE AU NIVEAU DE LA RÉGION DORSALE.

(*a*) *Coupe de la moelle épinière.*

(*b*) *Couche antérieure du liquide céphalo-rachidien.*

(*c*) *Cloison et médiane divisant en deux parties la couche postérieure du liquide céphalo-rachidien.*

(*d*) *Racines des nerfs rachidiens.*

FIG. 6. — COUPE DE LA COLONNE VERTÉBRALE ET DE LA MOELLE AU NIVEAU DE LA PREMIÈRE VERTÈBRE LOMBAIRE.

(*a*) *Coupe de la moelle.*

(*b*) *Section des racines des nerfs rachidiens lombaires.*

(*c d e*) *Couche postérieure du liquide céphalo-rachidien.*

FIG. 7. — COUPE DU RACHIS ET DES NERFS LOMBAIRES AU NIVEAU DE LA DERNIÈRE VERTÈBRE DES LOMBES.

(*a*) *Extrémités coupées des nerfs lombaires.*

(*b*) *Liquide céphalo-rachidien* ne formant plus de couche postérieure ni de couche antérieure distincte, et entourant les faisceaux nerveux, qu'il maintient isolés les uns des autres.

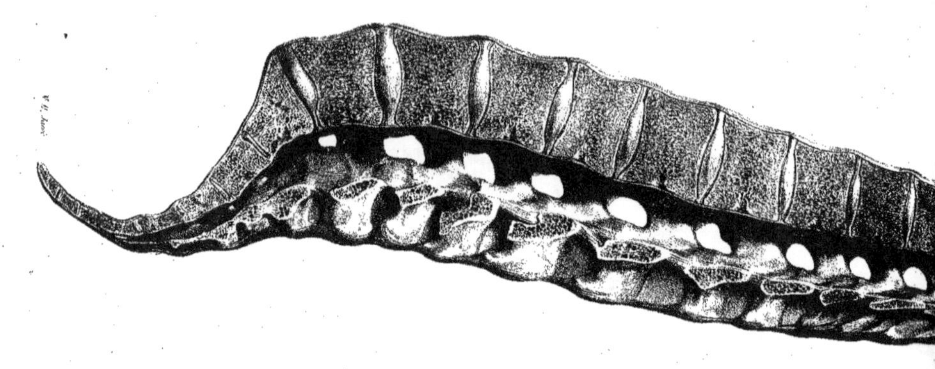

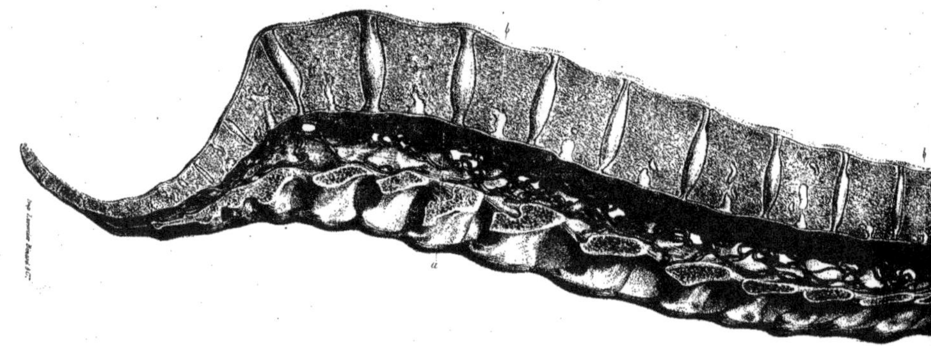

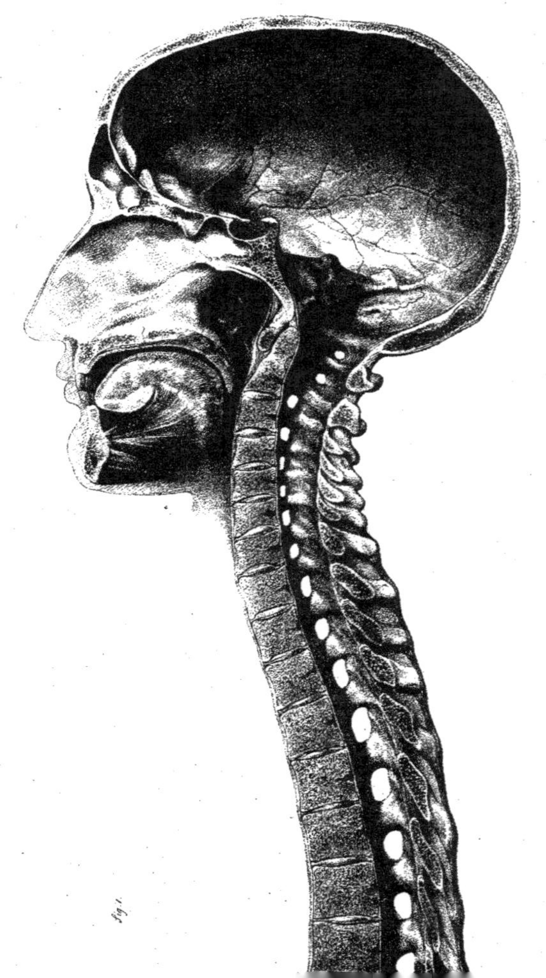
Fig.1.

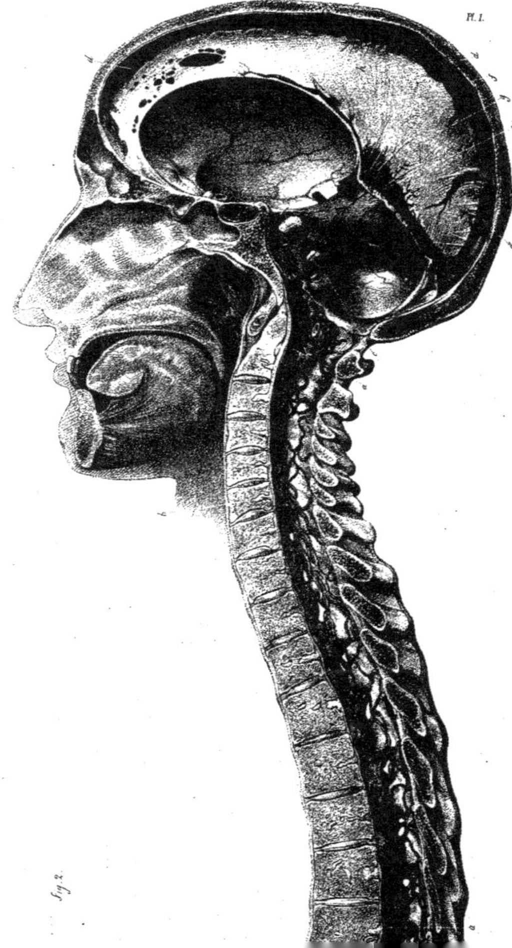
Fig.2.

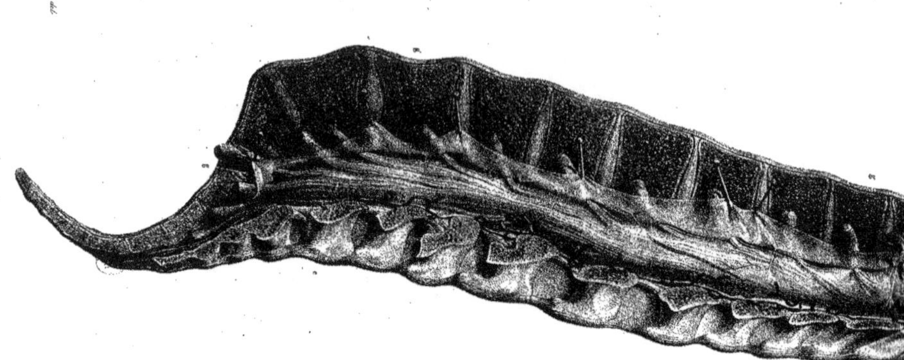

N.H. Jacob del.

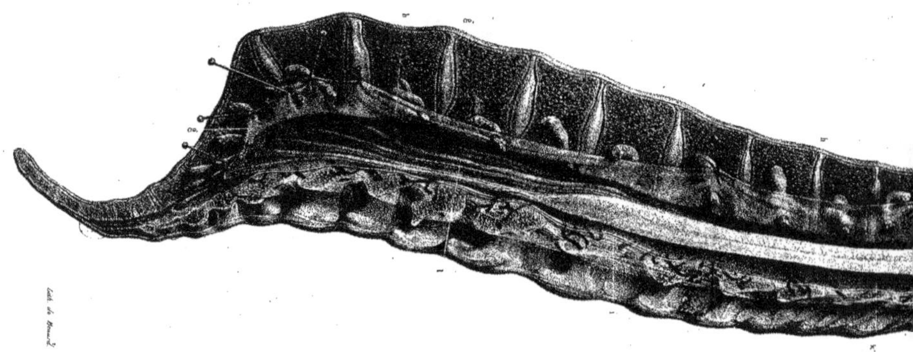

Lith. de Renard.

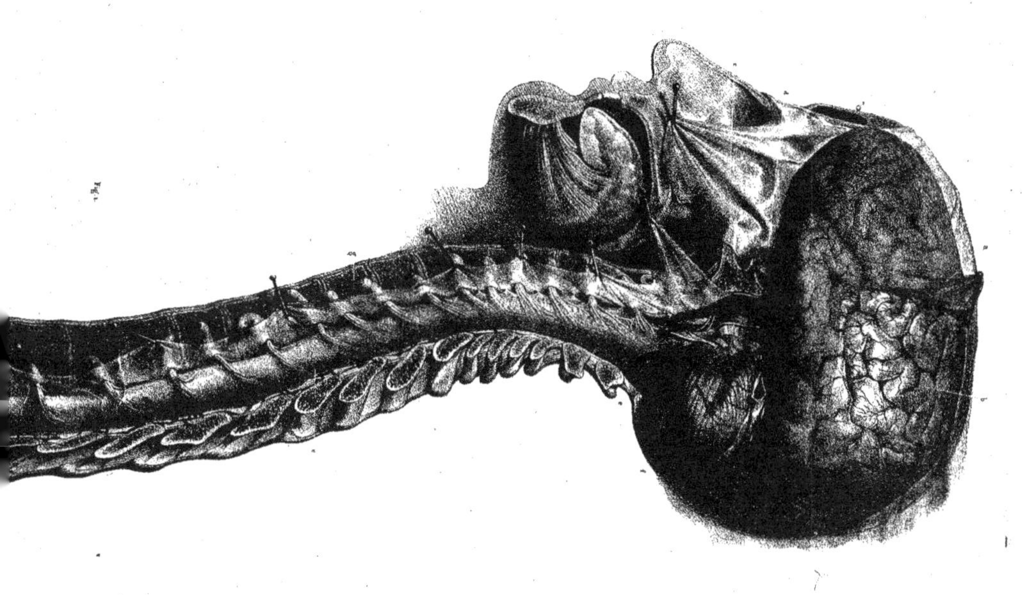

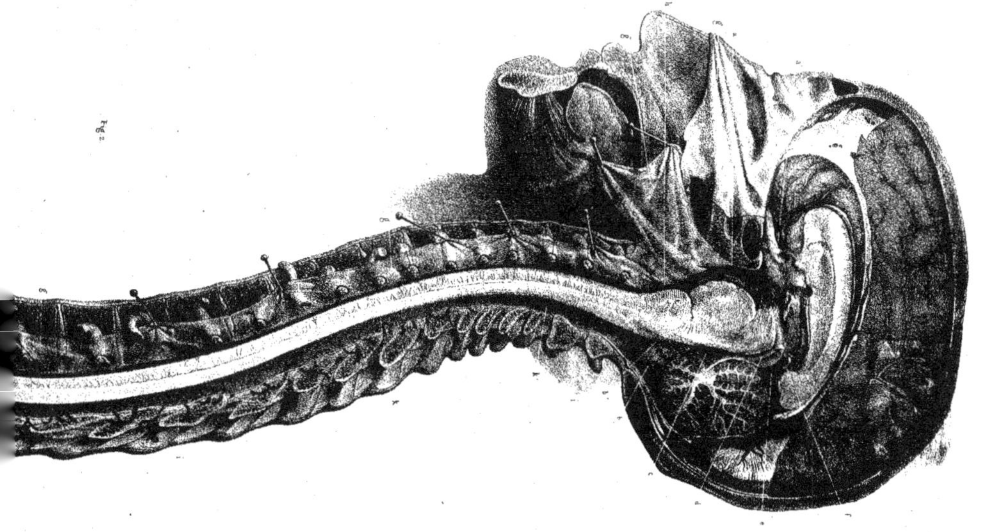

Fig. 1

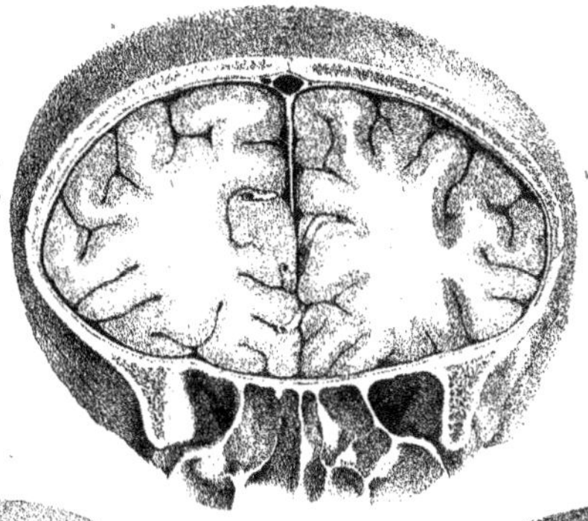

Fig. 2

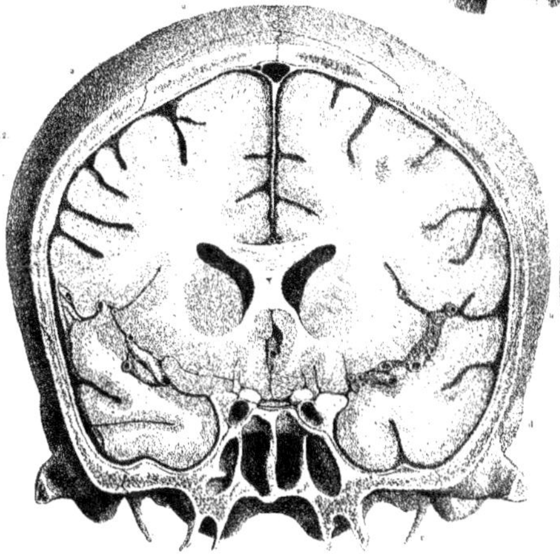

Fig. 3

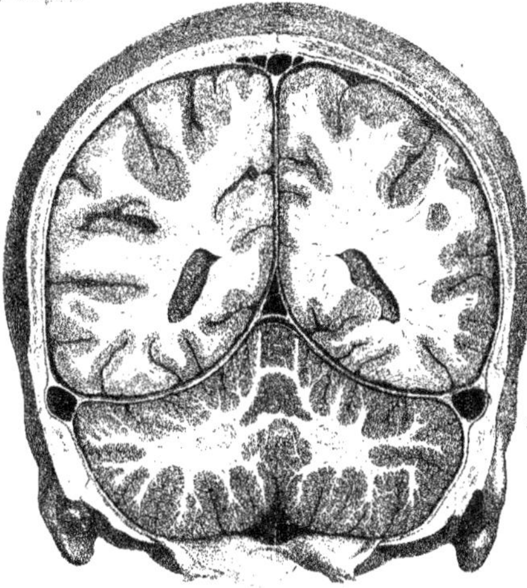

Fig. 4

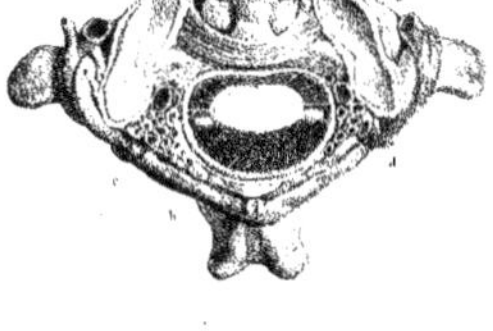

Fig. 5

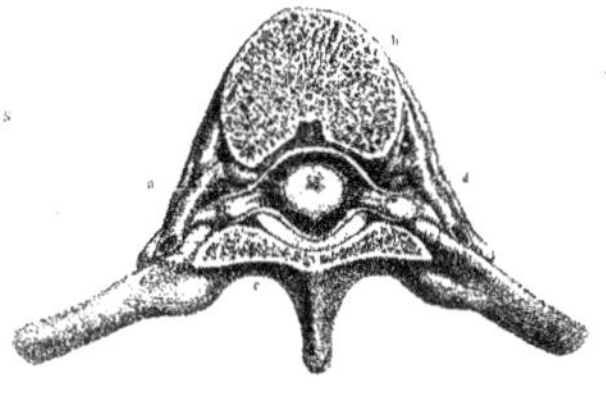

Fig. 6

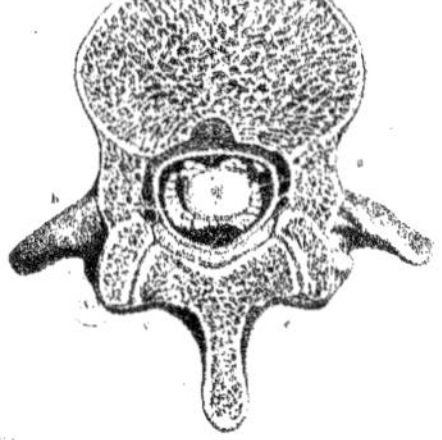

Fig. 7

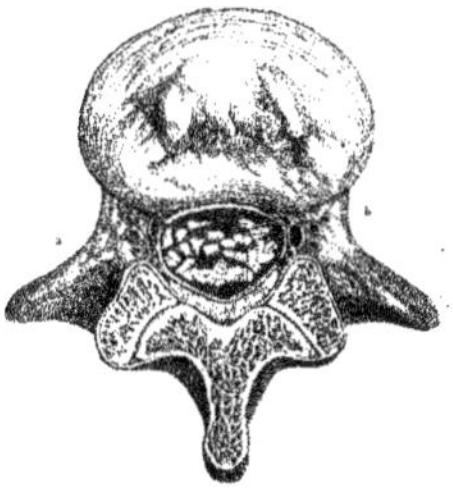

R. Beau ad nat. del. et lith.

Lith. de Bessard